DI PER LE

dimagrire in modo semplice,

DONNE

veloce e senza rinunce

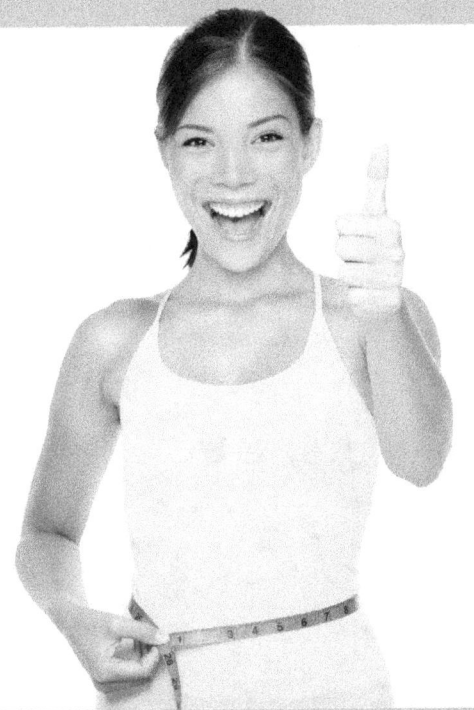

Valérie Prager

INDICE

INTRODUZIONE

Mai prima nella storia dell'umanità la offerta di cibo comprendeva una gamma così vasta come oggi. Questo fenomeno lo incontriamo soprattutto nelle città, dove oramai ad' ogni angolo spuntano insegne di diverse catene fast food.

Prima che fossero inventati fertilizzanti, trattori o mietitrebbiatrici, per molti era una cosa scontata non poter mangiare in abbondanza, rimanendo certe volte addirittura a stomaco vuoto. Il nostro corpo è tuttora adattato a quei tempi, in quanto, nonostante viviamo accompagnati quotidianamente da iPhone o veicoli con cambio automatico, percependo così il continuo progresso tecnologico, noi stessi dal punti di vista biologico in fondo siamo tuttora neandertaler.

Digiunare regolarmente non contradice alla nostra natura ed è decisamente più sano che consumare in continuazione pizze, fettine alla milanese o patate fritte.

Un' ottima alternativa al suddetto consiste nel digiuno intermittente (o intermittent fasting), in seguito DI. Si tratta di uno stile di alimentazione che provoca regolarmente ed in modo naturale una sensazione di fame. Il DI ci permette di dimagrire facilmente, condurre uno stile di vita più sano e tutto ciò risparmiandoci quotidianamente tanti pensieri su cosa dover cucinare o mangiare.

Il DI purtroppo viene praticato quasi solo da uomini. Alcuni ritengono addirittura erroneamente che il DI non abbia alcun effetto sulle donne.

Il digiuno e le donne

Durante un digiuno va rispettato che un corpo femminile, avendo altre esigenze e predisposizioni, funzioni diversamente da quello maschile. Il presente manuale offre una spiegazione dettagliata sul digiuno intermittente, proponendo inoltre indicazioni rivolte in particolare alle donne.

14 chili entro 4 mesi

Quattro mesi dopo aver iniziato il DI pesavo 14 chili di meno. Le prime due settimane erano piuttosto dure e richiedevano tanta disciplina mentale. Dopo aver superato questa prima fase, i miei pensieri smisero di girare intorno alla dieta del DI e il mio peso non subì cambiamenti non graditi.

Iniziai con la dieta alcuni anni fa perché volevo perdere peso e vivere in modo più sano. Il fatto che inoltre avrei ottenuto di nuovo più attenzioni da parte del mondo maschile era una motivazione in più per accettare questa sfida.

Iniziai dunque a cercare un metodo per dimagrire, che mi avrebbe garantito effetti a lungo termine. Nel corso delle mie ricerche il mio interesse non era rivolto in primo luogo a termini tecnici complicati o studi nell'ambito della biologia nutrizionale. Nonostante nel presente libro faccia riferimento a studi e ricerche scientifiche, mi limiterò ad un linguaggio più semplice, tralasciando l'uso di termini tecnici.

Dopo aver letto questo manuale avrai tutte le informazioni necessarie per poter iniziare con il DI. Farò inoltre particolare riferimento alle regole mirate a soddisfare le esigenze del corpo femminile.

Molti studi hanno dimostrato il successo e gli effetti positivi del DI sulla salute. Ma sarà anche per te il metodo migliore per dimagrire? Potrai adattarlo al tuo corpo e al tuo stile di vita? Sarà compito tuo scoprirlo!

Motivata? Pronta...Via!

COME FUNZIONA IL DI?

La dieta standard basata sul digiuno settimanale ovvero sul «non-mangio-per-l'-intera-settimana» può sfidare ulteriormente il nostro corpo e provocare addirittura malattie.

I periodi del digiuno intermittente sono decisamente più brevi e, in base al metodo adattato, possono variare tra 12 e 36 ore. Durante il digiuno è consigliato consumare solo bevande poco caloriche. Per ridurre la sensazione di fame c'è un metodo del DI, che consente inoltre la consumazione di spuntini come mele, banane, frutti di bosco o noci.

Detto in modo semplice, l' obiettivo principale del DI è soprattutto quello di ritardare quotidianamente il più possibile l'ora del primo pasto.

Digiunando la mattina e in mattinata avrai "messo in riserva" calorie che potrai poi utilizzare durante il resto della giornata. Se quindi ti concederai un pasto più abbondante a pranzo o a cena, sarà cosa molto improbabile che superi il giornaliero contingente calorico.

Se avessi solamente 20 secondi a disposizione per spiegare le regole più importanti del DI, le riassumerei come segue:

• Salta uno o più pasti al giorno (colazione!)
• Dopo esserti alzata la mattina, ritarda il primo pasto il più possibile
• Sconfiggi la sensazione di fame con caffè, acqua e/o una mela
• Non sottovalutare una alimentazione sana e non mangiare meno del necessario
• Se necessario, adatta la strategia di digiuno alle esigenze del tuo corpo, non ignorando i segnali del tuo organismo.

Esistono tanti tipi di DI. Il metodo più noto è la cosiddetta dieta 16:8 o metodo leangains che consiste in un digiuno di 16 ore, seguito da un periodo di 8 ore, durante le quali ti è concesso mangiare.

È compito tuo scoprire, quale metodo sia quello più adatto a te e alle tue esigenze legate alla quotidianità. Il seguente capitolo offre una panoramica sui diversi tipi di DI.

Ramadan & Co.

Da secoli ormai le grandi religioni mondiali ci insegnano che il digiuno comporta effetti positivi su corpo e anima. I cristiani cattolici digiunano in quaresima, i buddisti quando c´é la luna piena e i musulmani durante il Ramadan.

Il mese del Ramadan rapprensenta la illimitata devozione a

Dio e la prontezza di essere Suo servo. Pur non essendo io personalmete una persona molto credente, grazie al DI ho iniziato ad apprezzare il nostro pane quotidiano.

I 6 TIPI PIÙ FREQUENTI DEL DI

Con il DI molte strade portano a Roma. Alcuni tipi di digiuno come ad esempio la dieta del guerriero, rappresentano metodi piuttosto estremi. Ci sono però altri tipi del DI come la dieta 5:2 o dieta fast, che richiedono metodi di digiuno più semplici e più adatti alle donne.

É inoltre possibile combinare più tipi di DI. Io generalmente seguo la dieta 16:8, non escludendo però che a seconda del mio umore cambio metodo. Certi giorni seguo la dieta del guerriero.

Ecco i più frequenti e noti tipi del DI:

1) dieta del guerriero o warrior diet
2) dieta 16:8 o metodo leangains
3) dieta 5:2 o dieta fast
4) metodo eat-stop-eat
5) dieta del giorno alternato o every-other-day diet
6) metodo manager

1) La dieta del guerriero: un pasto abbondante al giorno

Il digiuno intermittende salì al ribalto grazie al dietologo israeliano Ori Hofmekler che fu tra i primi a regalargli popolarità. Dopo aver studiato come mangiavano i soldati dell' antica Roma, Ori Hofmekler denominò il metodo di digiuno dieta del guerriero.

La dieta del guerriero permette solo un pasto abbondante al giorno. Hofmekler ribadisce che più tardi si mangia questo pasto, meglio è per il corpo. Il resto della giornata si deve digiunare. Al fine di rendere più sopportabile la sensazione della fame Hofmekler propone di consumare piccole quantità di frutta - p. es. noci, frutti di bosco ecc. - durante le fasi di digiuno.

2) La dieta 16:8: digiunare ogni giorno 14 sino a 16 ore

La dieta 16:8 prevede un digiuno di 14 ore - per le donne - sino a 16 ore - per gli uomini - al giorno. Rimangono dunque 8-10 ore, durante le quali è concesso mangiare in abbondanza.

Il fatto di dover digiunare per 16 ore a primo impatto può sembrare una cosa esagerata.
Consideriamo però che cenando ad esempio alle ore 20:00 di sera e alzandoci alle ore 8:00 del giorno seguente, avremmo già superato 12 ore del dovuto digiuno.

Basterà dunque consumare il prossimo pasto alle ore 10:00 (14 ore) o 12:00 (16 ore) per concludere con successo il giorno di digiuno.

Un' alternativa denominazione del metodo 16:8 potrebbe essere la dieta che salta la colazione.

3) La dieta 5:2: digiunare 2 volte alla settimana

Questo metodo lo esperimentò su se stesso Michael Mosley, un giornalista della BBC, che mostrò i risultati dell'esperimento nel suo documentario sul DI . Dopo aver concluso l'esperimento, Michael Mosley divenne un grande fan del DI. I risultati ottenuti lo spinsero a scrivere un libro intitolato La dieta fast – Due giorni alla settimana per dimagrire.

La dieta 5:2 consiste in un digiuno di due giorni consecutivi – preferibilmente sabato e domenica, durante i quali alle donne è permesso consumare sino a 500 calorie al giorno. I restanti cinque giorni della settimana si mangia come al solito.

La dieta fast è relativamente facile da seguire in confronto ad altri tipi del DI, per cui è adatta in particolar modo a chi mai prima ha applicato metodi del DI. Allo stesso tempo però la regola delle 500 calorie potrebbe presentarsi più difficile che rinunciare del tutto a calorie, in quanto, una volta che uno mangia ci vuole molta disciplina per non superare il limite prestabilito.

4) Eat-Stop-Eat: digiunare 1-2 volte alla settimana per 24 ore

La regola numero uno di questo metodo è: digiunare una o due volte alla settimana – p.es. lunedì e venerdì per 24 ore. È vietato applicare questo metodo durante due giorni consecutivi.

Dopo aver ad esempio mangiato l'ultimo pasto alle ore 20:00 di lunedì, si digiuna fino alle ore 20:00 di martedi.

Brad Pilon, l'ideatore del metodo eat-stop-eat ha confermato che un giorno di digiuno significa un 10% in meno di calorie nel corso di una settimana.

Un digiuno di 24 ore non rappresenta una sfida troppo grande per il corpo. Notando ad' esempio che la dieta 16:8 ti si addice, potresti provare attentamente ad applicare il metodo eat-stop-eat. Inizialmente potrebbero bastare anche solo 20 ore di digiuno.

5) Dieta del giorno alternato

Questo metodo del DI prevede il consumo di massimo 500 calorie durante i giorni di digiuno. I giorni restanti potrai mangiare quanto vuoi. Al giorno di digiuno sussegue sempre un giorno senza rinunce. Potrai decidere tu durante quanti giorni digiunare.

Questo metodo è stato esperimentato nel quadro di uno studio dell' università di Chicago – University of Illiois. Il risultato fu che i soggetti persero nella media 5,6 chili entro 8 settimane.

6) Metodo manager

Con questo metodo puoi saltare a seconda delle tue esigenze, possibilità e del tuo tempo a disposizione una o più volte alla settimana un pasto.

Il metodo manager è adatto soprattutto a persone che sono sempre in movimento e non hanno tanto tempo.

Capita ad esempio che si è in viaggio, o semplicemente si ha poca fame oppure non si ha la minima voglia di cucinare. In questi casi è più semplice saltare un pasto. Più spesso adatterai questo metodo, più effetti otterrai.

Approccio individuale nel DI

I suddetti tipi del DI sono da vedere come strumenti che potrai utilizzare a tuo piacere per crearti una individuale routine di digiuno intermittente.

Come base di ogni metodo di DI consiglierei di saltare la colazione e capire, quanto tempo in più sarai in grado di resistere senza cibo.

IL MITO SULLA COLAZIONE

«Sveglia la tigre in te!» – questo era lo slogan pubblicitario della Kellog's, che ai tempi della nostra infanzia ci invitava ad inaugurare la giornata con una colazione abbondante. Solo così il nostro metabolismo si sarebbe aumentato e ci saremmo sentiti in forma per tutta la giornata.

Al contrario però, per quanto riguarda il nostro corpo e profilo biologico, c'è da dire che siamo ancora uomini preistorici. Di conseguenza è una cosa più che normale rinunciare al cibo per più tempo o saltare qualche pasto

Uno studio francese ha addirittura dimostrato che una colazione high-energy ovvero abbondante sarebbe malsana.

Anche Ori Hofmekler, l'ideatore della dieta del guerriero afferma che le società che non mangiavano la colazione erano le più sane nel corso della storia.

Gli antichi greci discutevano ad esempio su quanti pasti al giorno prendere, chiedendosi se fosse meglio mangiare una o due volte al giorno.

In quei tempi erano gli schiavi a ricevere la colazione ed il pranzo. I cittadini liberi come anche i soldati di solito mangiavano solo un pasto abbondante a cena.

VANTAGGI E POSITIVI EFFETTI COLLATERALI

Il digiuno intermittende rappresenta uno dei metodi migliori per dimagrire in modo semplice e veloce. La ciliegina sulla torta? – Una vasta gamma di studi che dimostrano l'effetto positivo che il DI può avere sulla salute.

Non tutte le ricerche ovvero gli studi scientifici meritano la nostra illimitata fiducia. C'è anche chi critica giustamente i risultati di alcune ricerche, in quanto basate su sperimentazioni animali. Nonostante ciò, considerando la possibilità che solo il 10% di tutte le ricerche si rivelino affidabili, i vantaggi del DI sarebbero ancora in sovrappeso.

I vantaggi e gli effetti positivi del DI:

Mangia (quasi) quanto vuoi

Dopo aver superato la fase del digiuno, inizia la parte più semplice. Durante il resto della giornata non ti devi preoccupare su cosa o quanto potere mangiare, in quanto hai già rinunciato alla colazione. Di seguito il contingente calorico non è esaurito e potrai sfruttarlo durante il resto del giorno mangiando quasi quanto vuoi.

Dopo il digiuno il corpo segnala di volere cibo sano e nutritivo. Seguendo la dieta del DI noterai ben presto che ti starai concedendo una alimentazione molto più sana.

È difficile o addirittura quasi impossibile esaurire il giornaliero limite calorico datoti a disposizione, dopo aver saltato il pasto a pranzo o a colazione. Talvolta potrai concederti anche qualche pasto o spuntino in più, considerando che non avrà alcun effetto negativo sui risultati settimanali.

Dimagrire in modo semplice e veloce

Molti tipi di dieta richiedono uno sforzo aggiuntivo come ad esempio una cucina senza carboidrati e/o andare in palestra ogni sera. Il DI invece consiste nel rinunciare per un periodo prestabilito ad una sola cosa: il cibo.

Gli effetti dimagranti del DI sono stati comprovati scientificamente. Secondo uno studio effettuato nel 2014 il digiuno intermittente comporterebbe nella media una perdita di peso del 3% sino al 7% entro 3 sino 24 settimane.

Una donna di 70 chili quindi perderebbe da 2 sino 4,9 chili nel corso di 3 sino 24 settimane.

Nella University of Illinois a Chicago fu realizzato un esperimento con lo scopo di analizzare gli effetti del digiuno alternato . I soggetti dell'esperimento dopo 8 settimane avevano perso nella media 5,6 chili.

I soggetti che il giorno del digiuno consumavano solamente il 25% della loro usuale giornaliera quantità di calorie il giorno successivo ovvero il giorno del "non-digiuno", mangiavano solamente poco più rispetto al giorno precedente. Anziché consumare il 175% delle calorie, ne consumavano il 115%. Grazie a questo effetto i soggetti perdevano peso in maniera duratura. Il rischio di "aggozzarsi" dopo una giornata di digiuno dunque è molto basso.

Da quando mangio solo una volta al giorno, mi rimane più tempo per le altre cose. Rinunciando al cibo inoltre non cado in mano ad un allettante ed abbondante banchettare. Una volta che si comincia a mangiare in abbondanza, è difficile fermarsi. Non c'è però niente di male nel accompagnare il digiuno con piccoli spuntini come mele o banane.

Basso livello di insulina = basso rischio di diabete

Il DI aumenta il metabolismo basale. Ciò vuol dire che il nostro corpo brucia nella media in circa il 3,6% sino al 14% di calorie in più.

Considerato ciò, il DI ci aiuta a prendere due piccioni con una fava. Non solo che consumiamo meno calorie, ma contemporaneamente ne bruciamo anche di più.

Abbassando inoltre il rischio di un insulinoresistenza, il DI comporta anche più bassi livelli glicemici e di insulina.

Seguendo quindi la dieta del DI, il rischio di ammalarsi di diabete di tipo 2 si abbassa considerevolmente.

Aumento di energie e concentrazione

Contrariamente all' affermazione che saltando la colazione ci si sentirebbe meno in forma durante il resto della giornata, possiamo constatare che dopo la fase iniziale del DI, sentiremo addirittura un aumento di energie rispetto a prima.

Il DI non solo non rallenta il metabolismo, bensì lo accellerà. Da quando salto il pranzo, mi sento meno stanca e piena di energie. Riesco ad essere più produttiva anche durante la pausa pranzo.

I risultati di uno studio del National Institute on Aging a Baltimora dimostrano che il DI aggevola sia la memoria che la lucidità mentale nonchè le nostre facoltà percettive.

Dal punto di vista della biologia evolutiva questi risultati offrono un aspetto sensato, in quanto la ricerca del cibo e la caccia richiedevano un alto livello di energia e concentrazione.

Una vita (probabilmente) più lunga

I ratti costretti a seguire una dieta del DI nella media avevano una vita più lunga del 83% rispetto ai ratti alimentati in modo usuale. Per noi esseri umani ciò vorrebbe dire che anzichè arrivare agli 80 anni, vivremmo 146,4 anni – significherebbe un vero e proprio boom per le casse pensioni. Tuttavia questo campo richiede ancora ulteriori ricerche a lungo termine, in quanto i suddetti risultati non possono corrispondere ad un rapporto uno ad uno col uomo.

Prevenzione di malattie

Il DI comporta seguenti effetti positivi sulla salute:
• minore rischio di cardiopatie – soprattutto grazie al rallentamento della frequenza cardiaca e della pressione sanguigna
• basso rischio di diabete di tipo 2 ovvero non genetico
• riduzione del rischio di cancro e degli effetti collaterali della chemioterapia
• minore rischio della malattia di Alzheimer

Lento processo di invecchiamento

Un regolare digiuno protegge il tuo corpo ulteriormente dal cosiddetto stress ossidativo, il quale è causa di un invecchiamento relativamente rapido nonchè di tante malattie croniche. Quel tipo di stress promuove inoltre la rigenerazione di nuovi neuroni, che a sua volta aumentano le funzioni cerebrali.

Riparazione cellulare

Il digiuno migliora l'autofagocitosi, un meccanismo cellulare, che rimuove selettivamente le cellule danneggiate del tuo corpo. Questo processo ti protegge da malattie come ad esempio il cancro o l'alzheimer.

Condizione cutanea

Molte donne colpite dall'acne hanno osservato un considerevole miglioramento della loro condizione cutanea dopo aver iniziato con il DI. Una donna afferma che in seguito al digiuno del Ramadan il suo viso non sarebbe stato più «rosso» e le infiammazioni sarebbero «svanite completamente».

Anche un'altra testimonianza conferma il suddetto: «Ho 33 anni e seguo la dieta del DI per perdere peso. Da allora la mia pelle è impeccabile.»

SVANTAGGI E POSSIBILI EFFETTI NEGATIVI

Ogni alterzione, anche se positiva, delle tue abitudini può provocare inizialmete un malessere. Chi smette di fumare ad esempio deve superare il periodo di disintossicazione che può comportare stress, palpitazioni, depressione o addirittura stati ansiosi.

Sono poche le persone che vivono la fase iniziale del DI senza notare alcuni effetti collaterali. É normale "soffrire" un pò all'inizio.

Possibili effetti collaterali sono:

Mal di testa, irritabilità e malessere

Nella fase iniziale del DI, ossìa durante la prima settimana molti soffrono di mal di testa, irritabilità o uno stato di malessere. Si tratta comunque di malesseri che di norma svaniscono dopo alcuni giorni.

(Grandi) sensazioni di fame

Chi fin dall' infanzia fosse abituato a mangiare tre volte al giorno, molto probabilmente inizialmente noterà una confusione del ritmo alimentare. È una reazione normale del corpo che ben presto si abitua al cambiamento.

Da una ricerca su persone in sovrappeso, effettuata dall'University of Illinois a Chicago risultò che la maggior parte dei soggetti si abituarono il più tardi durante la seconda settimana del DI al nuovo ritmo alimentare.

Dopo aver superato la mia prima settimana di DI riuscivo persino ad avere un diverso approccio alla sensazione della fame, vedendola come una sfida in senso positivo.

Disturbi del sonno

Inizialmente soffrivo per alcuni giorni di insonnia. Non riuscivo ad addormentarmi. Dopo massimo una settimana però questo problema svanì del tutto.

Certe persone invece riescono a dormire molto meglio grazie al DI. Una ricerca della King Saud University dimostrò che i soggetti che praticavano il digiuno del Ramadan riuscivano ad' addormentarsi prima del solito.

Reduzione della libido

In certi casi succede che la libido venga ridotta. Dal punto di vista evolutivo sarebbe in ogni caso logico e comprensibile, in quanto la mancanza di cibo rafforza in noi esigenze più importanti di quelle sessuali.

Nel caso tu digiunassi severamente e dimagrissi (di troppo) entro poco tempo, la tua libido potrebbe "andare in letargo". Tuttavia questo caso rappresenterebbe solo una eccezione.

Irregolarità del ciclo mestruale

Qualora aumentassero le tue fonti di stress, di conseguenza anche la probabilità di un irregolarità del tuo ciclo mestruale è più alta. Nel prossimo capitolo troverai ulteriori informazioni a riguardo.

Influenza sociale

Alcuni anni fa ero vegetariana. Lavoravo in una ditta internazionale dove pranzavo sempre insieme ai colleghi del mio reparto. Non c'era giorno in cui non mi chiedessero come potevo seguire una dieta vegetariana. Mi davano tanto sui nervi che avrei preferito mangiare da sola.

Non possiamo escludere una simile pressione sociale in riferimento al DI. Per un motivo o l'altro i miei colleghi cercavano di farmi cambiare idea ovvero di "illuminarmi". Soprattutto coloro che non hanno mai praticato il DI cercheranno di spiegarti, perche non può funzionare.

Perchè?...

...perchè molte persone sono troppo pigre e poco motivate per iniziare una dieta dimagrante e perdere qualche chilo. Per soffocare i propri dubbi a riguardo, cercano invece di fare cambiare idea a te. É ovvio che durante il DI non devi necessariamente entrare nella tana del leone ovvero nella mensa, sapendo che probabilmente non mangerai niente.

Ma non solo i colleghi di lavoro potrebbero metterti sotto pressione. Non è da escludere che anche i familiari prima o poi ti sfidino. Immagina di trascorrere una domenica con la tua famiglia intorno ad un allettante banchetto. Tu però sei l'unica a non mangiare niente. É possibile che questa giornata in famiglia si trasformi in una situazione spiacevole.

Oppure metti che stai preparando il pranzo per i tuoi figli. Ci vorrebbe senz'altro una grande forza di volontà e tanta disciplina per non cedere agli aromi e profumi invitanti della cucina.

Fare un eccezione e interrompere qualche volte spontaneamente il digiuno non nuocerà più di tanto. Consiste proprio in questo il vantaggio del DI. Qualora durante la settimana ti fossi risparmiata una certa quantità di calorie, il fine settimana potrai anche permetterti qualche spuntino o pasto in più ed avere la coscienza pulita.

Altri effetti collaterali

Nelle loro testimonianze alcune donne ricordano di sentire freddo durante i giorni di digiuno. In certi casi il DI può provocare anche alito cattivo.

IL DI E LE DONNE

Per motivi evolutivi le donne per quanto riguarda il digiuno sono molto più sensibili rispetto agli uomini. Il corpo femminile anche al di fuori di una gravidanza è "programmato" per due considerando che nel caso deve essere pronto a proteggere un feto nell'utero.

In caso di gravidanza il corpo reagisce con relativamente maggiore intensità alla sensazione della fame. Una volta che il bimbo è in arrivo non c'è più via di scampo nel caso ci prendesse quella grande sensazione di fame.

Di conseguenza per le donne il digiuno potrebbe essere più difficile da seguire, anche se non deve per forza riguardare tutte le donne. Ogni corpo reagisce diversamente al digiuno.

Il DI e l'effetto sulle donne

Nonostante molti ribadiscano che il DI non abbia alcun effetto sulle donne, tante testimonianze ci dimostrano l'esatto contrario. Chi dunque è in torto?

Dipende. In linea di principio non esiste alcun tipo di dieta che possa funzionare nello stesso modo su tutte le persone ed indifferentemente dal genere. In tal caso potremmo essere tutti quanti in forma e sani come pesci.

A parte il suddetto ogni donna possiede altre predisposizioni fisiche e mentali. Conformemente a ciò nel DI non esiste solo un'unico metodo. Ci sono tante diete, in parte molto diverse tra di loro.

Ci saranno senza alcun dubbio anche persone che subconsciamente cercano scuse ed argomenti secondo i quali il DI non potrebbe funzionare. Tutti desiderano essere più sani, più in forma, ma non tutti sono abbastanza disciplinati per accettare certe sfide.

Testimonianze di donne sul DI

Edith, 40

«Sto praticando la dieta del DI 18:6 da ormai un anno – 2 sino a 3 giorni alla settimana. A parte la notevole perdita di peso ho notato che la dieta è risultata anche in un equilibrio ormonale. Ho 40 anni, ma in seguito all'alterazione ormonale mi sento come una 20enne.»

Alijah, 16

«Ho 16 anni e da quando sono entrata nella pubertà pratico ogni anno il digiuno del Ramadan per in circa 30 giorni. Fino ad' ora non ho avuto alcuni problemi. Anche tutte le altre donne che conosco e digiunano durante il mese del Ramadan non si sono scontrate con alcuni problemi. É interessante che digiunando ho acquisito più energie e ho notato un miglioramento della mia acne.»

Giovanna, 23

«Ho sperimentato il digiuno rinunciando al cibo per 16 ore. Gli effetti della prima settimana sono stati molto soddisfacenti. La mia pancia è diventata più piatta e mi sento più forte, anche se intorno alla fine della prima settimana iniziai a sentirmi un pò priva di energie... mi sentivo ansiosa, irrequieta e i miei ormoni impazzivano. La reazione del mio corpo al digiuno era molto forte.

Probabilmente 16 ore di digiuno erano un pò esagerate. Da allora pratico il digiuno per massimo 12 ore, combinandolo con attività sportiva e sto decisamente meglio.»

Petra, 29

«Da quando sto praticando regolarmente la dieta del digiuno intermittende non ho mai subito alcuni effetti negativi. Nella media digiuno alcuni giorni alla settimana, per 20 sino a 36 ore. Pratico sport persino durante i periodi di digiuno. Nonostante ciò mi sento sempre in forma ed efficiente. Anzi, sto meglio rispetto a quando mi riempio di calorie per tutto il giorno. É come se il DI "ripristinasse" il mio corpo. Mi fa molto bene saltare qualche pasto ogni tanto.»

Maria, 53

«Ho 53 anni e sono entrata gia da tempo in menopausa. Secondo me ciascuno dovrebbe scoprire da solo, se il DI può funzionare sul prorpio corpo, senza farsi influenzare da opinioni altrui! Su di me il DI ha effetti molto soddisfacenti. Ascolta il tuo corpo e decidi poi se ti fa stare bene. Provare non costa niente.»

Rebecca, 25

«Siamo tutti diversi. Ciò che funziona per l'uno, sull'altro non deve necessariamente avere i suoi effetti. Anzichè a presunti esperti, dovremmo dare più ascolto al nostro corpo. Ho 25 anni e il DI mi fa stare benissimo. A volte durante i periodi di digiuno bevo spremute fresche. Non seguo severamente alcune regole. Faccio ciò che sento.»

Gisela, 33

«Non c'è dieta che possa funzionare su di tutti. Per me però il DI è esattamente ciò di cui ho bisogno. Dopo che mi alzo non mangio niente per 12 ore. Dopodichè interrompo il digiuno per 4 ore e mi cucino qualcosa di buono. In questo modo durante il giorno non devo preoccuparmi su cosa mangiare. Siccome ho anche problemi digestivi e devo prendere medicine a stomaco vuoto, il DI mi si addice molto bene. Ho 33 anni e grazie al DI ho mantenuto il mio peso ideale per tre anni, combinandolo con attività sportive. Quando racconto che come donna seguo la dieta del DI, molti mi guardano storti, ma su di me funziona molto bene. Devi semplicemente provarlo e credere solo a ciò che hai sperimentato su di te stessa.»

Irregolarità del ciclo mestruale a causa del DI?

Di regola è molto improbabile che non si presenti una

mestruazione. In alcuni casi però il rischio che questo accada è più alto: ad esempio se digiuni essendo già molto snella, nutrendoti inoltre solo di fast-food e facendo tanto sport.

Una mestruazione può andare a mancare qualora si presentino fattori (in combinazione) quali ad esempio:
• alto livello di stress (p. es. nel posto di lavoro, nella vita sentimentale, ecc.)
• alimentazione malsana
• esagerata perdita di peso/ scarsa alimentazione
• troppa attività sportiva
• sottopeso (IMC sotto 18 o 19)
• ecc.

Il corpo non differenzia tra i diversi tipi di stress provocati ad esempio da un esagerata attività sportiva o dal digiuno. Qualora ci fossero troppe fonti di stress contemporaneamente il tuo corpo potrebbe rispondere saltando una mestruazione. Anche in questo caso è la dose che produce il veleno.

Qualora venisse a mancare una mestruazione a causa del DI, dovresti rivalutare il tuo metodo di digiuno, cercare di ridurre le tue fonti di stress e nel caso consultare anche un medico.

Se per un motivo o l'altro non fosse possibile ridurre lo stress dovuto ad esempio al lavoro, sarebbe meglio interrompere per un periodo il DI.

La maggior parte delle donne comunque non risente del

DI e riceve mensilmente le mestruazioni. Alcune donne affermano che il ciclo è addirittura più «leggero»:

«Il mio ciclo era decisamente più leggero.»

«Sto seguendo la dieta da quasi 9 settimane, durante le quali ho avuto due volte il ciclo. Era molto più lieve rispetto alle altre volte. Prima dovevo prendere tanti antidolorifici. Il mese scorso è bastato che ne prendessi solo uno. Sarebbe bello se d'ora in poi rimanesse così. E inoltre perdo anche peso.»

«La dieta ha diminuito i miei problemi mestruali. Sento meno dolori e anche la settimana prima del ciclo sto molto meglio...credo che il DI possa aiutare le donne che di solito soffrono di dolori mestruali... il mio corpo si è adattato molto presto alla dieta.»

Posso digiunare durante il ciclo?

Di regola il digiuno durante il ciclo presenta un'ulteriore fonte di stress. Vista la perdita di sangue il corpo è gia abbastanza sfidato e non dovresti metterlo alla prova ancora di più.

Anche in questo caso comunque è compito tuo scoprire, come reagisce il tuo corpo. Ci sono donne che rinunciano al cibo anche durante il ciclo:

«Non avevo alcuni problemi digiunado durante le mestruazioni. Il ciclo non subì alterazioni – seguo il DI da circa 9 mesi e non prendo la pillola.»

«Da 4 mesi sto seguendo la dieta 5:2 e sin' ora mi è capitato solo una volta di avere il ciclo durante un giorno di digiuno. Non era certamente piacevole. Ero molto lunatica. Ma dopo una tazza di tè stavo già molto meglio. Da quando pratico il DI ho notato che non sento più tanto l'esigenza di mangiare dolci quando ho il ciclo... consiglierei a ogni donna di dare ascolto al proprio corpo e di consultare un medico in caso di dubbi.»

Quando interrompere il DI?

Quando sono raffreddata so di dovermi prendere cura di me e ridurre le mie fonti di stress. In quel caso o rinuncio alla palestra, oppure interrompo completamente il DI. Lo stesso vale nel caso di problemi di sonno.

Di conseguenza non dovresti inaugurare la fase iniziale del DI con troppa ambizione. Piano piano si va sano e lontano. Inizia prima con una lieve dieta ed aumentala passo per passo.

PER CHI NON È ADATTO IL DI?

Ci sono casi in cui il DI è vietato oppure permesso solo dopo consulenza con il medico di famiglia:

- marasma senile
- malattie croniche
- diabete
- malnutrizione/bulimia
- gravidanza
- periodo di allattamento
- malattia temporanea e malessere
- troppo stress emozionale o fisico

CALCOLO CALORICO?

Per poter perdere peso è necessario che consumi meno calorie rispetto a quelle che bruci. Questo meccanismo viene chiamato anche bilancio energetico negativo.

Molti esperti consigliano di non superare le 500 calorie al giorno per dimagrire con effetti duraturi ed in modo sano. Ogni corpo ha tuttavia le sue esigenze e anche la quantità calorica può variare a seconda del:

• fabbisogno calorico: quantità di calorie necessarie per tenere il tuo corpo in vita – ad esempio attraverso la perfusione di muscoli, la respirazione, la frequenza cardiaca ecc. Più alto sono il tuo peso e la tua massa muscolare, più alto è anche il tuo fabbisogno calorico. Anche l'età e il genere del soggetto sono d'importanza

• consumo calorico: quantità di calorie che bruci tramite ulteriori attività fisiche come ad esempio: lavori in casa, attività sportive, passeggiate ecc.

Il fabbisogno quotidiano di una donna ammonta a 2000 calorie mentre gli uomini hanno un contingente giornaliero di 2500 calorie. Puoi calcolare il tuo esatto fabbisogno calorico su caloriegiornaliere.com.

Contare calorie o fidarti dell' intuito?

Durante la fase iniziale del DI contavo le calorie. Nel frattempo non lo faccio più. É troppo stressante per me prendere nota di ogni mela o banana. Ora faccio semplicemente tutto a occhio e agisco a seconda della mia sensazione di fame.

Nella fase iniziale tuttavia consiglierei di prendere nota delle calorie consumate. É possibile seguire la quantità calorica con l'applicazione per cellulari MyFitnessPal.

Non devi diventare per forza un esperta nutrizionista per trarre effetti positivi dal DI. Non nuoce comunque sapere quali prodotti alimentari contengono più e quali meno calorie. Ecco una breve lista:

Prodotti alimentari-categorie /
Potere calorifico in kcal /per 100 g

olio	820–910
noci	500–630
cioccolato al latte	560
cacao	450
torta	300–450
pasta, riso	350
gelatina di frutta	300–350

miele	332
carne (cruda)	200–270
pane	190–250
pesce (crudo)	80–200
uovo	150
patate, granturco, fagioli, lenticchie	75–150
banana	95
frutta/frutti di bosco	45–65
latte	46–64
Coca Cola/aranciata	45–60
succo di frutta	40–55
birra (Pils)	48
verdura (cruda)	25–40

14 CHILI ENTRO IN 4 MESI: LE MIE ESPERIENZE

Fino all'età di 26 anni riuscivo a non andare in sovrappeso grazie allo sport. Le addominali a tartaruga erano sempre evidenti e non ci pensavo più di tanto a cosa, quanto e quando avrei mangiato.

Inizio della vita lavorativa

Quando ebbe inizio la mia vita lavorativa ero costretta a stare seduta tutto il giorno davanti a allo schermo del PC. Passo dopo passo i miei fianchi iniziarono a metter su qualche chilo e non sembrava avessero intenzione di liberarsene ben presto. Così entro un anno ingrassai di 14 chili.

Mi sentivo frustrata, priva di energie e poco attraente. Ne risentì anche la mia vita sociale. I miei vestiti mi stavano così stretti che sembrava dovessi scoppiare da un momento all'altro.

Inizialmente cercai di risolvere il problema facendo tanto sport. Quasi tutte le sere andavo a correre lungo il fiume ad'Amburgo. Il mio sedere era talmente sproporzionato che sentivo come si muoveva più del dovuto durante la corsa. Dopo tante di quelle corse ero decisamente più in forma rispetto a prima, ma quasi quasi non si notava alcuna perdita di peso.

Un mio amico medico un giorno mi disse che in realtà si può dimagrire «solo in cucina» e mi consigliò di iniziare a seguire una dieta. Facendo così, in realtà mi aveva comunicato «Stai esagerando con il cibo!»

Da quel momento in poi sperimentai ogni dieta immaginabile. La dieta Low Carb, la dieta del "meno si mangia, meglio è" e tante, tante altre. Non mi servirono a niente perchè sono di buona forchetta. Si vive solo una volta. Quindi ogni tanto mi concedo anche una pizza o una tavoletta di cioccolato.

Un giorno in una rivista lessi un articolo sul digiuno intermittente. Trattava di un'insegnante che aveva perso tanti chili entro poco tempo. Mi piacque l'idea di poter mangiare a piacere dopo aver superato il periodo del digiuno.

Espserimento No.1 con il DI

Decisi che il mio ultimo pasto prima del digiuno sarebbe stata la cena di domenica alle ore 19:00. Il giorno dopo alle ore 9:00 del mattino il mio stomaco brontolava già come se non avessi mangiato per un' intera settimana.

Più passava il tempo, più grande diventava la mia frustrazione.

Stavo diventando insopportabile per i miei colleghi di lavoro e avevo un grande mal di testa.

Inoltre era un giorno di tanto lavoro. Avevo saputo all'ultimo momento di dover terminare una presentazione finale per un cliente importante. C'era tanto stress. Di solito in momenti come questi ero sempre riuscita a consolarmi con uno spuntino. Quel giorno però non potevo cercare la mia salvezza nel cibo.

Poco prima avevo anche smesso di fumare. Non c'era dunque niente che mi avrebbe potuto "salvare".

Volevo arrivare alle 24 ore di digiuno. Non ci vollero tante ore per capire che il mio primo esperimento col DI sarebbe fallito.

Esperimento No. 2 con il DI

Poche settimane dopo stavo guardando la TV. Per caso, sul canale della BBC stavano trasmettendo un documentario di Michael Mosley, l'ideatore della dieta 5:2. Mentre Michael Mosley stava presentando i numerosi vantaggi del DI, decisi di dare un'altra possiblità a questa dieta.

Presi la decisione di seguire severamente la dieta del DI per una settimana, senza cercare alcune scuse.

Come primo periodo dell'esperimento scelsi la prima

settimana dopo le feste di Natale. Ero in ferie – non mi aspettavano alcuni appuntamenti, nessun termine di scadenza, nessun capo, nessun tipo di stress. Le basi per il mio secondo esperimento con il DI si presentavano perfette. Scelsi comunque una dieta più facile rispetto alla prima: il metodo 16:8.

Il martedì sera alle ore 20:00 avevo mangiato il mio ultimo pasto prima di iniziare il digiuno. La mattina dopo alle ore 9:00 anche stavolta la mia pancia stava già brontolando aspettandosi la solita colazione. Ma fu invano. Non soddisfai la sua richiesta. Bevetti un caffè con un bicchiere d'acqua e lessi il giornale. Dopodichè feci una passeggiata e cercai di distrarmi dalla sensazione di fame.

Verso le ore 11:00 bevetti il mio secondo caffè. D'improvviso la sensazione di fame diminuì. Ed ecco che erano già le ore 12:00. Le 16 ore di digiuno erano passate. Avevo concluso il mio primo giorno di digiuno con successo. Nonostante sentissi fame, mi sentii presa dall' ambizione. Cosa, se avessi digiunato ancora per qualche ora in più?

Verso le ore 13:30 ero talmente affamata che mi concedetti una mela. Un'ora dopo stavo solo ancora pensando al cibo e conclusi la prima fase di digiuno. Mi apparve curioso che non avevo voglia di pizza o carne fritta, bensì piuttosto di cibo sano.

Per il resto della settimana seguivo ogni giorno la dieta, sino alle ore 15:00. Il mio digiuno durava quindi sino a 19 ore. Più passavano i giorni, più facile era digiunare e più mi sentivo in forma. Anche la mia concentrazione era aumentata. Già dopo la prima settimana ero dimagrita di 1,5 chilo.

Il DI come routine

Una settimana dopo mi trovavo già al lavoro in pausa pranzo mangiando una piccola mela. I miei colleghi non tralasciarono commenti stupidi. Ben presto comunque smisero di commentare il mi modo di alimentarmi.

Durante le ore di lavoro bevevo quotidianamente minimo 6 sino a 7 litri d'acqua gassata. Il liquido sostituiva in qualche modo il mio pranzo, in quanto mi privava della sensazione di fame. Ormai mi ero abituata a mangiare il mio primo pasto alle ore 18.00.

Il fine settimana mi concedevo spesso anche qualche spuntino in più. Cosa che non ebbe alcun effetto sulla mia figura.

Una vita più semplice

Il DI ormai fa gran parte della mia vita. Durante le pause pranzo al lavoro non vado più nel supermercato a comprarmi un panino insieme agli altri colleghi, bensì mi siedo al sole e mi godo la mia mela. Dopo le prime settimane del mio esperimento col DI i chili stavano svanendo e la dieta per me era diventata una cosa scontata.
Dopo quasi 4 mesi avevo già perso 14 chili. Certamente ero

molto contenta del mio nuovo peso, ma ciò che mi rallegrava ancora di più era che mi sentivo meglio in generale. Leggera e piena di energia.

Il DI mi permette di concedermi ogni tanto qualche spuntino in più. Nonostante ciò non ingrasso. Da quasi 3 anni ormai non ho alcuna difficoltà a mantenere il mio peso ideale. Non essendo una brava cuoca purtroppo non posso dare alcuni consigli sulla cucina del DI. Tuttavia l'alimentazione richiede tante verdure, proteine ed un abbondante quantità di carboidrati. Io stessa prediligo spesso un risotto con verdure accompagnato da pollo o tonno.

Ho imparato a seguire le esigenze del mio corpo. In caso di raffreddore o se la sera prima dovessi aver bevuto qualche bicchiere di vino in più, rinuncio a sfidare il mio corpo e il mio sistema immunitario più del dovuto interrompendo il DI.

IL DI E ATTIVITÀ SPORTIVE

Nel quadro di una ricerca   effettuata in Tunisia è stato analizzata la capacità di efficienza fisica di atleti che seguivano la dieta del Ramadan. Mentre alcuni soggetti ne risentivano, altri non notavano alcuna differenza.

Questa ricerca è una prova in più per il fatto che il DI non comporta gli stessi effetti su ogni corpo. Dovrai decidere da sola se accompagnare la dieta con attività sportive.

Secondo i risultati basati su recenti ricerche scientifiche il DI non ti priva di energie. Nel quadro di uno studio è stato rilevato che il digiuno non comporta alcuna alterazione del livello di efficienza fisica. Tuttavia durante i primi 10 giorni della dieta i soggetti che digiunavano erano meno motivati per lo sport rispetto a chi non seguiva una dieta.

Dopo aver superato il decimo giorno i soggetti a digiuno si sentivano di nuovo pronti per l'attività sportiva senza sentirsi stanchi o deboli.

Non sottoporre il tuo corpo a troppo stress

Come già menzionato, un fattore decisivo per il corpo è quello di non sottoporlo a troppo stress. Mettiamo il caso che ti senti in forma dopo aver già digiunato per 16 ore. Senza alcuni problemi potresti tuttora andare a correre per una mezz'oretta.

Stando invece già da 18 ore a stomaco vuoto e sentendoti debole, dovresti in ogni caso rinunciare alla corsa o per lo meno mangiare qualcosa prima dell'attività sportiva.

Io stessa vado spesso a stomaco vuoto in palestra e non mi causa alcuni problemi. Per raggiungere l'ottimale perdita di peso gli esperti consigliano di fare sport la mattina.

Rispetta le esigenze del tuo corpo e non esagerare con lo sport durante i periodi di digiuno. Qualora il tuo corpo rispondesse bene, potrai aumentare passo per passo le ore di sport.

Si perde massa muscolare con il DI?

No. Secondo uno ricerca del American Journal of Clinical Nutrition il DI non causerebbe alcuna perdita di massa muscolare.

EQUILIBRIO EMOZIONALE

La psiche ed il corpo sono legati una all'altro influenzando di conseguenza anche il nostro stato d'animo o il peso del corpo. Ricordo le volte che ero sottoposta a tanto stress. Non stavo bene e avevo problemi di sonno. Entro poco tempo ingrassavo, nonostante non avessi mangiato più di tanto.

Evita lo stress

A parte ad una adeguata routine di digiuno intermittente è di grande importanza non sottovalutare l'equilibrio emozionale. È scientificamente provato che sotto stress il nostro corpo richiede più zuccheri e cibo grasso.

più stress = più cortisolo (ormone dello stress) = più voglia di fast-food e dolci = più chili

Ci sono tipi di stress dovuti ad'esempio al lavoro o al comportamento del nostro capo, che non possiamo influenzare. In altri casi però abbiamo più possibilità di quanto crediamo di influenzare la situazione in modo positivo.

Più rispetterai le tue esigenze, più sarai snella e felice. Affinchè questo accada veramente, dovrai imparare a pensare un pò di più a te stessa e a rispondere qualche volta anche con un «no» a certe persone.

MOTIVATE?

Vorresti sperimentare il DI? Allora non perderer altro tempo! Il seguente elenco è una proposta mirata soprattutto sulle donne, su come affrontare in modo meno estremo la prima fase del DI:

• Scegli un giorno libero come primo giorno del DI: è più probabile che un giorno di ferie o di fine settimana ti sentirai più equilibrata, sia fisicamente che emozionalmente.

• dieta 16:8: cerca di non mangiare niente per 14 sino a 16 ore. Se il giorno ti dovessi svegliare alle ore 8:00, allora la sera prima cena alle ore 20:00. Al tuo risveglio avrai già superato 12 ore di digiuno. Alle ore 10:00 ossìa dopo 14 ore di digiuno in teoria potresti già mangiare.

• Bevi tanto: caffè, tè, acqua e altre bevande poco caloriche sono ottime alternative per soddisfare il sentimento di fame.

• Se necessario cerca di distrarti: Se non riesci a controllare i tuoi pensieri sulla fame, cerca di distrarti. Puoi andare a passeggio, guardare un film...

• Sviluppa una strategia: Resisti più a lungo concedendoti una mela o una banana.

• Ascolta il tuo corpo: un pò di malessere durante i primi giorni è normale. Se il malessere dovesse diventare una cosa durativa, riduci le ore di digiuno e consulta un medico.

• Sperimenta!: Qualora il tuo corpo rispondesse bene al DI, puoi aumentare le ore di digiuno e provare a seguire anche altri tipi di dieta.

• Goditi ogni boccone!

CONCLUSIONE

Il DI non offre una risposta a tutto e tantomeno è da vedere come un rimedio magico. Più che altro è uno strumento che, quando applicato in modo corretto, aiuta a farci dimagrire velocemente ed in modo sano.

A mio parere il più grande vantaggio è quello di poter mangiare e bere a piacere senza dovermi preoccupare più di tanto del cibo che assumo.

Tuttavia potrebbe rivelarsi che il DI non abbia alcun effetto su di te. Non sarebbe comunque alcuna ragione per disperare. Significherebbe solo che al tuo corpo probabilmente si addica piuttosto un altro tipo di dieta. Non rinunciare però in nessun caso alla prima sperimentazione del DI e osserva solo dopo, se la dieta può funzionare anche su di te.

ps: Non temere i primi giorni di digiuno! All'inizio sembra tutto molto difficile, ma di regola ti ci abitui molto in fretta. Resisti!